Errata —

p. 21 — dernière ligne Baumen, lisez Baumes?

p. 37 — ligne 7 — imperfection, lisez imperforation?

dans le tableau p. 12, lisez p. 23?

TABLEAU SYNOPTIQUE

D'UNE

NOSOLOGIE-LÉGALE.

Frustrà magnum expectatur augmentum in scientiis, ex super inductione et insitione novorum super vetera : sed instauratio facienda est ab imis fundamentis, nisi libeat perpetuo circumvolvi in orbem cum exili et quasi contemnendo progressu. BACON. *Nov. org. aph.* XXXI.

TABLEAU SYNOPTIQUE

D'UNE

NOSOLOGIE-LÉGALE,

FONDÉE

SUR LE CODE SOCIAL;

Par J. B. A. MURAT, de la Dordogne, docteur en médecine de l'École de Montpellier, membre titulaire de la Société de médecine-pratique de Montpellier, archiviste de cette Société, et son secrétaire pour le bureau de consultations gratuites; correspondant de la Société de médecine du Gard, et de la Société médicale d'émulation de Paris.

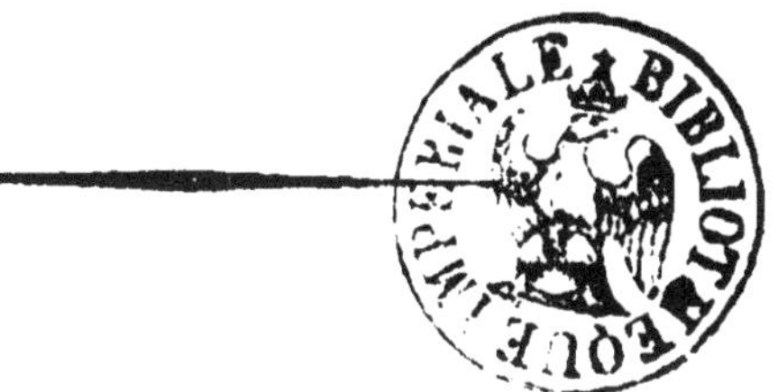

DE L'IMPRIMERIE DE CRAPELET.

A PARIS,

Chez MÉQUIGNON l'aîné, Libraire, rue de l'École de Médecine, n° 3, vis-à-vis la rue Hautefeuille.

AN XI — 1803.

AU CITOYEN

A. F. FOURCROY,

Conseiller d'état chargé de la direction et de la surveillance de l'instruction publique, membre de l'Institut national de France, professeur de chimie à l'École de médecine, au Muséum d'histoire naturelle et à l'École polytechnique; de la Société médicale d'émulation, des Sociétés philomatique, d'agriculture et d'histoire naturelle, etc.; membre de plusieurs Académies et Sociétés savantes étrangères;

ET AU CITOYEN

P. J. G. CABANIS,

Membre du Sénat conservateur, de l'Institut national de France, de l'École et Société de médecine de Paris, et de la Société philosophique de Philadephie, etc.

O vous qui avez accepté l'hommage que je vous fais d'un Tableau synoptique d'une Nosologie-légale, agréez la reconnaissance de celui qui desirait vous donner un témoignage public de l'affection qu'il vous porte, et la preuve de l'admiration sentie qu'il a pour deux hommes dont le savoir égale les vertus et la célébrité.

MURAT.

AVERTISSEMENT.

Je me propose de présenter dans ce Tableau la classification complète de tous les cas connus de médecine-légale. Un temps viendra où j'en donnerai les développemens.

Comme il faut commencer, dit Condillac, par se rendre compte des connaissances qu'on a sur la matière qu'on veut approfondir, en développer la génération et en déterminer exactement les idées (1), j'ai placé à la tête de ce Tableau un discours préliminaire qui sert à la fois et d'*introduction* à ma Nosologie-légale, et de *fondemens* à cette Nosologie; il justifie les motifs qui m'ont fait adopter cette classification.

Ce discours pouvait être plus étendu, mais je hais les longueurs et les répéti-

(1) Essai sur l'origine des Connaissances humaines, sect. 2, chap. III.

tions fréquentes ; et il m'a semblé que pour exposer la vérité, il suffisait de tracer rapidement aux autres l'ordre dans lequel je l'ai trouvée moi-même.

DISCOURS PRÉLIMINAIRE.

Introduction à la Nosologie-légale.

PREMIÈRE PARTIE.

QU'IL est beau cet art, qui non content de conserver la santé des uns et de guérir les infirmités des autres, veille encore à la sûreté personnelle de tous (1). L'hygiène, la pathologie et la médecine-légale sont donc évidemment les trois parties de la médecine : je ne m'occupe ici que de la troisième.

Sans doute que chacune d'elles est également utile, également importante ; mais

(1) C'est par un rapport judiciaire que l'on détermine devant un magistrat, que tel délit est ou n'est pas constant; quel tel individu est ou n'est point aliéné; et dans ce sens, la médecine-légale veille véritablement à la sûreté personnelle des citoyens. J'ai cru cette explication utile, pour justifier l'esprit de la définition que je donne ici de la médecine-légale.

il n'en est point qui doive fixer plus particulièrement l'attention du Gouvernement que la médecine-légale; parce que livrée à elle-même, celle-ci n'a point les ressources des deux autres. En effet, on conçoit sans peine que pour se maintenir dans un état de santé parfaite, il faudrait habiter un pays entièrement salubre, et vivre sous un ciel dont la température serait sans cesse en équilibre avec celle de nos humeurs. On conçoit encore que pour se délivrer des maux nombreux qui nous affligent, il faudrait dans tous les cas en reconnaître essentiellement la cause, et avoir constamment sous la main un remède sur l'efficacité duquel l'expérience aurait toujours parlé. Mais dans ces deux exemples, dont le premier appartient à l'hygiène et le second à la pathologie, la nature a des ressources qui lui sont propres et dont le succès nous frappant sans nous étonner, elles ont passé mille fois le terme de nos espérances.

Il n'en est pas ainsi de la médecine-légale : celle-ci livrée toute entière à l'opinion du rapporteur, ne peut rien opposer de semblable; et dans une affaire malheureuse, les charmes de l'innocence luttent en vain contre des pièces de conviction.

Quel épisode ne me fournirait point ici l'exemple de tant d'illustres victimes que des rapports arbitraires ont fait monter à l'échafaud ! Je pourrais vous citer Calas, Monbailly, Baronet; et toi, malheureux habitant de la ville de Reims, tu vis des juges te condamner à mort, parce que ton épouse mourut d'une combustion humaine (1)!

(1) La femme de cet individu, nommé Millet, fut trouvée consumée le 20 février 1725, dans sa cuisine, à un pied et demi de l'âtre du feu... Les juges ne soupçonnant pas la cause d'un pareil événement, poursuivirent vivement cette affaire.... Millet essuya donc toute la rigueur de la loi; et quoique par appel à une cour supérieure, qui reconnut l'incendie, il sortît victorieux, il n'en fut pas moins ruiné, accablé de chagrin, et réduit à aller passer le reste de ses tristes jours à l'hôpital. Page 22, Essai sur les Combustions humaines, par Pierre-Aimé Lair.

Pénétré de l'importance et de l'utilité de la médecine-légale, j'ai cherché par mes réflexions, et dans une expérience puisée au sein des tribunaux, notamment de ceux de Montpellier, de donner à cette partie de la médecine tout le degré de perfection dont elle est susceptible. J'ai pensé que l'on y parviendrait, si l'on s'attachait d'une part à fixer les limites de cette science, en présentant dans un tableau tous les cas proprement dits de médecine-légale; et si l'on posait de l'autre les règles qui doivent servir de base à une division complète des rapports judiciaires, où l'on déterminerait : quel est le moyen le plus propre pour découvrir l'existence d'une maladie-légale, avec quel ordre doit-on le constater, afin de porter dans l'ame du juge une conviction intime sans compromettre d'ailleurs la religion du médecin.

Ces considérations m'ont servi de base pour former depuis deux ans, un ouvrage que j'ai entrepris, il est vrai, sans consulter mes forces; mais auquel je tiens trop aujourd'hui pour n'avoir pas encore le desir de l'achever.

Cet ouvrage aura trois parties.

La première contiendra l'origine et les progrès de la médecine-légale, depuis Zachias jusqu'à Foderé (1). Elle indiquera les plans divers que ces auteurs ont suivis; elle en fera connaître le mérite et le vice, et elle présentera un plan où seront exposés dans un cadre nosologique, tous les cas existans de médecine-légale. Les développemens de ce tableau feront le sujet de la seconde partie, et la troisième sera consacrée au traité des rapports.

Mais comme un ouvrage de cette importance exige encore du travail et du temps, j'ai voulu m'assurer au moins un

---

(1) On a publié en l'an x, sous le titre d'*Œuvres posthumes de P. O. Mahon*, un excellent ouvrage de médecine-légale. Mais comme le docteur Mahon avait inséré, dès son vivant, ses questions médico-légales dans l'Encyclopédie méthodique, l'ordre chronologique le place nécessairement avant le citoyen Foderé; et c'est en cet endroit que nous en signalerons le mérite.

droit d'antériorité, en publiant d'avance mon tableau synoptique de nosologie-légale. Cette précaution m'a paru sage depuis que ce tableau a été présenté à quelques académies, ou expliqué à des élèves dans des cours particuliers. J'ajouterai que je l'ai jugée nécessaire dans le temps où nous sommes, puisque l'on voit des hommes qui n'ont d'autre mérite que de s'approprier les idées d'autrui.

Je me borne donc à présenter dans ce discours le premier essai d'une nosologie-légale, et à signaler d'une manière précise les considérations générales sur lesquelles cette classification est fondée.

De tous les médecins légistes, en effet, il n'en est aucun qui ait eu cette idée, ou qui du moins l'ait développée à ma connaissance. Les uns, tel que Zacchias, ont rassemblé tout ce que l'on avait pu dire avant eux sur cette matière, et ils en ont fait des ouvrages qui ont leur mérite sans doute, mais qui sont du reste aussi diffus que volumineux. Les autres ont essayé de répandre un nouveau jour sur cette partie; et les Plenck et les Sikora sur-tout ont eu le mérite de présenter, dans des chapitres séparés, tout ce qui est relatif au droit civil, au droit criminel, au droit canonique, et au droit politique ou police médicale. Mais indépendamment même des vices de cette division, qui a le défaut radical de n'avoir pas élagué des questions qui appartiennent rigoureusement à l'hygiène, ou dont la discussion est oiseuse et inutile, une impulsion aussi faible n'a pu que rendre les progrès de la médecine-légale stationnaires; et ce n'est que depuis la révolution, que l'on a senti en France la nécessité d'appeler l'attention des médecins sur une science qui intéresse si vivement les hommes. Aussi avons-nous vu paraître depuis cette époque un excellent traité de médecine-légale. Mais son auteur, d'ailleurs estimable et savant, a suivi les divisions reçues, et les dénominations qu'il donne de médecine-légale *excusante* et de médecine-légale *exceptante*, aux cas qui excusent les hommes de l'entière rigueur de la loi, et à ceux qui excluent naturellement bien des personnes des fonctions publiques du droit civil, et qui les mettent proprement en interdit (1), étaient connues de Sikora (2).

Ainsi, il est donc vrai qu'il est à desirer un ouvrage de médecine-légale. Ce vœu que l'on forme encore aujourd'hui fut celui des Encyclopédistes, et ces grands hommes l'avaient manifesté. La médecine-légale, disait l'un d'eux, décide souvent des questions d'où dépendent la vie, la fortune et l'honneur des citoyens ; l'extrême importance de ces objets inspire une sorte d'effroi, par l'inattention générale ; et sans quelques événemens mémorables qui nous rappellent les dangers de l'ignorance, on oublierait qu'il est en médecine un genre d'étude relatif à la législation.

---

(1) *Voyez* Foderé : les Loix éclairées par les sciences physiques, ou Traité de Médecine-légale, t. 1, p. 43.

(2) *Vid.* Conspectus medicinæ-legalis, p. 158.

Tant de motifs réunis m'excitent à réveiller l'attention de mes pareils. Je vais tracer dans cet article l'analyse d'un ouvrage immense, et je me féliciterai si, après avoir ouvert une carrière intéressante, mes efforts en excitent d'autres à la parcourir. Puisse un de ces génies faits pour porter la lumière par-tout où ils pénètrent, travailler pour le bonheur et la sûreté des hommes, en détaillant avec précision les différens objets dont j'ai à parler (1)!

Il est étonnant que l'homme qui a tracé ces pensées sublimes et qui sentait la nécessité d'établir un plan de médecine-légale qui ne contiendrait que l'*essentiel*, n'ait pas réalisé lui-même le plan qu'il avait si fortement conçu, ni justifié par des exemples, l'opinion qu'il nous donnait des préceptes. Dire que Lafosse en effet a suivi les divisions reçues, c'est indiquer d'avance que son plan est aussi

(1) *Voy.* Encyclopédie, article MÉDECINE-LÉGALE.

diffus que ceux des médecins qui l'ont précédé, et qu'il n'a point fixé conséquemment la ligne de démarcation qui existe entre la médecine-légale et les autres parties de la médecine.

Frappé de la diversité de tant d'opinions, j'ai voulu en rechercher la cause, et j'ai cru la trouver dans ce que les médecins-légistes n'ont point saisi les fondemens de la médecine-légale. Ils ne se sont pas douté qu'elle avait son *étiologie* comme les autres parties de la médecine; et c'est pour avoir méconnu ce principe, que leurs écrits, très-recommandables d'ailleurs, présentent par-tout des divisions si informes et des alliages si monstrueux, qu'il faut, avec le jugement le plus exquis, être animé des sentimens les plus philanthropiques et d'un grand amour pour la science, pour avoir le courage de les lire en entier.

Les médecins-légistes et même des avocats ont bien parlé des rapports qui existent entre la médecine-légale et la jurisprudence civile et criminelle. Mais il existe une liaison plus vaste et des rapports plus étendus que pas un d'eux n'a développé, et dont on trouve la preuve dans les ouvrages sublimes du législateur des Hébreux, de Zoroastre et de Confucius, de Lycurgue et de Mahomet. Aux noms illustres de ces grands hommes, on peut sans honte leur associer Hippocrate qui, plus profond qu'eux tous, fit connaître le premier l'influence du climat sur le physique et sur le moral de l'homme, et fit sentir véritablement qu'il ne peut exister de législation sans médecine.

C'est en vain que l'on cite Montesquieu. Avant lui, dit Filangiéri, le délicat et ingénieux Fontenelle s'étoit exercé sur cet objet. Chardin, un de ces voyageurs qui savent observer, a fait beaucoup de réflexions sur l'influence physique et morale du climat. L'abbé Dubos a soutetenu et développé les pensées de Chardin; et Bodin, qui peut-être avait lu dans Polybe que le climat détermine les formes, la couleur et les mœurs des peuples, en avait déjà fait, cent cinquante ans auparavant, la base de son système dans son livre de la République et dans sa Méthode de l'Histoire.

Avant tous ces écrivains, l'immortel Hippocrate, ajoute Filangiéri, avait traité fort au long cette matière dans son fameux ouvrage, *De l'air, des eaux et des lieux*. L'auteur de l'Esprit des lois, sans citer un seul de ces philosophes, établit à son tour un système; mais il ne fit qu'altérer les principes d'Hippocrate, et donner une plus grande extension aux idées de Dubos, de Chardin et de Bodin. Il voulut faire croire au public qu'il avait eu le premier quelques idées sur ce sujet; et le public l'en crut sur sa parole. On doit pardonner cette légère faute à un génie créateur qui, accoutumé à penser d'après lui-même, croyait quelquefois inventer lorsqu'il ne faisait que répéter les opinions des autres (1).

(1) *Voyez* Science de la Législation, tom. 1, ch. XIV.

C'est en me pénétrant moi-même des rapports étendus que je viens d'énoncer, et qui lient si étroitement la médecine avec la législation, que je suis parvenu à établir un plan de médecine-légale qui ne contient que l'essentiel. Ce plan est calqué sur les diverses conventions sociales qui lient les hommes entr'eux dans la société; et la *violation* de ces conventions et l'*impuissance physique* ou *morale* d'en remplir les conditions, forment autant de classes naturelles (1) qui embrassent de la manière la plus méthodique tous les cas possibles de médecine-légale et qui rendent ce tableau aussi complet et aussi neuf qu'on puisse le desirer. C'est du moins le jugement qu'en ont porté les médecins et les jurisconsultes du premier ordre auxquels on l'a communiqué. On se borne à citer, comme médecins, les citoyens Bau-

---

(1) Ce mot naturel n'a point ici la même acception que celle que lui donnent les nosologistes. Mon étiologie-légale est toute politique ; mais elle est naturelle par la manière simple dont les faits sont classés.

men et Réné, professeurs à l'école de Montpellier; et comme jurisconsultes, les citoyens Rhodier, avocat; Thourel, commissaire du Gouvernement près le tribunal criminel et spécial du département de l'Hérault, et le citoyen Cavallier, président de ce même tribunal.

Pour atteindre ce but, je jette un coup-d'œil rapide sur la formation d'une société civile. Je cherche à déterminer d'une manière abstraite le nombre des contrats qui lient les hommes entr'eux dans cette société. J'examine, par la pensée, chacun de ces contrats en particulier; je vois ce qu'ils obligent et ce qu'ils défendent: et en notant, comme médecin, ce qui résulte soit de la violation que l'on fait de ces contrats, soit de l'impuissance physique ou morale où l'on est d'en remplir les conditions, j'ai l'étiologie politique de toutes les maladies-légales, et cette étiologie devient pour moi, la base fondamentale de la nosologie que je propose.

Mais pour justifier encore les fondemens de cette classification, je dois prévenir d'avance que je réunis toutes les conventions des peuples civilisés, dans deux codes que je distingue par ces mots : Code social et code politique. Le code social est selon moi particulier au pays qui n'a qu'une convention générale, qu'une constitution, comme est aujourd'hui la France. Le code politique sera ce que les jurisconsultes appellent droit des gens, et qu'ils divisent en primaire, secondaire, etc. Mais, tout comme le code politique ou droit des gens, renferme plusieurs subdivisions, de même aussi le code social à son tour se compose de plusieurs contrats particuliers (1); et c'est de l'analyse de ces contrats que je déduis les fondemens d'une nosologie-légale.

---

(1) Je réduis tous ces contrats à trois : 1°. le contrat social proprement dit ; 2°. le contrat de mariage ; 3°. le contrat relatif aux enfans. On verra dans la seconde partie de ce Discours, quelles sont les données d'après lesquelles j'établis l'ordre et l'existence de ces divers contrats.

Fondemens d'une Nosologie-légale.

SECONDE PARTIE.

PREMIÈRE SECTION.

§. I. Élevons-nous, par la pensée, au premier âge du monde, et arrêtons-nous au passage qui a dû s'opérer entre l'état de nature et l'état de civilisation, que voyons-nous ? Des hommes s'assemblent entr'eux pour ne former qu'une même famille, ils établissent des conditions pour vivre ensemble; ces conditions sont consignées dans un acte authentique qu'ils passent en commun, et que l'on peut rendre à-peu-près par cette formule si connue de Jean-Jacques: *Chacun de nous met en commun ses biens, sa personne, sa vie et toute sa puissance sous la suprême direction de la volonté générale, et nous recevons en corps chaque membre comme partie indivisible du tout* (1).

---

(1) *Voy.* l'Emile et le Contrat Social; chap. VI, liv. I.

Il suit de là que l'homme civilisé contracte des devoirs envers la patrie et envers les citoyens. Envers la patrie, il lui doit sa personne, sa vie et toute sa puissance ; envers les citoyens, il doit leur faire tout ce qu'il voudrait qu'on lui fît à lui-même, conséquemment il ne doit pas leur nuire.

L'homme cesse de mettre en commun sa personne et sa vie, lorsqu'il refuse de servir son pays et qu'il simule des maladies. Si l'on découvre sa fourberie, et que l'on veuille l'obliger d'aller remplir, dans le poste qu'on lui assigne, l'honorable fonction de citoyen, il peut être assez lâche pour se mutiler le corps ; il peut se porter enfin jusqu'à se priver de la vie. Ainsi : *L'homme cessant de mettre en commun sa personne et sa vie, viole nécessairement les conditions du contrat social.* Telle est l'étiologie de la première classe des maladies-légales.

Cette classe a trois ordres, savoir : maladies simulées, mutilation, suicide. Les maladies simulées se rapportent toutes ou aux fonctions nutritives, ou aux fonctions intellectuelles, ou aux fonctions reproductives (1), ce qui constitue les genres, et ceux-ci ont autant d'espèces qu'il peut y avoir de maladies simulées. Nous nous bornerons à citer quelques exemples dans le tableau synoptique pour éviter toute confusion.

§. II. L'homme fait un mauvais usage de sa puissance, lorsqu'il la tourne toute entière contre la suprême direction de

---

(1) Dans l'état de nature, *subsistance* et *reproduction* constituent tous les besoins de l'homme. Si ce principe est vrai, tous les organes du corps humain ne devant donc que concourir à cette fin, ils ne peuvent exercer que deux classes générales de fonctions, que l'on appellera conséquemment *nutritives* et *reproductives*. Mais dans l'état de civilisation, *penser* est un besoin de plus : il faut donc admettre une troisième classe de fonctions nommées *intellectuelles*.

C'est d'après ce raisonnement que j'ai formé cette classification de fonctions dont je dois l'idée au professeur Draparnaud, un des savans qui fait le plus d'honneur à Montpellier, et dont je me plais toujours à signaler le mérite.

la volonté générale ; quand il attaque les individus à main armée, qu'il leur nuit directement. Ainsi : *L'homme faisant sciemment un usage criminel de sa puissance en attaquant la vie des citoyens, viole ouvertement les conditions du contrat social.* Telle est l'étiologie de la deuxième classe des maladies-légales.

Cette classe a deux ordres, qui sont l'homicide consommé et l'homicide non consommé ou les blessures. L'homicide consommé a autant de genre selon que l'on a employé tour à tour, pour effectuer cet acte : le fer, le feu, l'étranglement, la suspension, la lapidation, la précipitation, la submersion, l'empoisonnement, l'électricité, la terreur ou la mort morale (1), etc. Lorsque le crime est con-

(1) Ces deux genres de mort violente (*) n'ont point été signalés jusqu'à ce jour par les médecins-légistes. On verra dans mon ouvrage que je les établis sur des principes et sur des faits.

(*) Les juges entendent par mort violente, tout genre de mort qui ne vient point de maladie, et cette définition est bonne, si l'on ne veut pas subtiliser.

sommé, on cherche quelquefois à soustraire le cadavre aux yeux de la justice, et pour cela on l'enfouit dans la terre, ou on le plonge dans l'eau, ce qui donne lieu au médecin-légiste de déterminer si le cadavre a été soustrait ainsi pendant la vie ou après la mort de l'individu.

L'homicide non consommé a également des genres. 1°. La blessure peut être mortelle de sa nature, et alors le crime a nécessairement son effet dans plus ou moins de temps. 2°. La blessure peut être curable, mais laisser après elle des traces de ses effets, c'est-à-dire, des lésions d'une ou de plusieurs fonctions. 3°. La blessure peut être curable et ne laisser après elle aucune trace de ses effets, aucune lésion d'une fonction nutritive, ni intellectuelle, ni reproductive, mais elle peut exiger un traitement de quarante jours. Enfin cette blessure peut n'être qu'une contusion légère, ou une simple effusion de sang, mais exiger encore un traitement de quinze jours (1). Dans le premier exemple la blessure est ce qu'on appelle mortelle au second chef, ou nécessairement mortelle, et elle est jugée comme un véritable homicide. Dans le deuxième cas, la blessure entraîne après elle une peine infamante, quand bien même elle n'aurait pas été faite avec préméditation, ni de guet-apens, pourvu qu'elle ait un des caractères spécifiés aux articles 22, 23 et 24, titre 2, première section du code pénal. Dans le troisième cas, la blessure quoique simple par elle-même, est poursuivie encore par action criminelle, si la personne maltraitée est, par l'effet de cette blessure, rendue incapable de vaquer pendant plus de quarante jours à aucun travail corporel (2). Et dans le quatrième exemple, la loi sage et prévoyante a voulu connaître des blessures dont la durée même était au-dessous

---

(1) *Voyez* art. 13, 14 et 16, tit. 2 de la Police correctionnelle.

(2) *Voyez* Code criminel de la république française, rédigé par Sagnier, pag. 158, art. 21.

de quarante jours, afin de réprimer des délits qui, sans mériter *peine afflictive ou infamante, troublent la société et disposent au crime.*

Ainsi la deuxième classe des maladies-légales aura donc deux ordres et quatre genres, et ceux-ci auront autant d'espèces que la loi en reconnaît elle-même, et pas davantage. Car c'est sur des considérations judiciaires, pour le dire en passant, que nous établirons le premier, les bases d'une division raisonnée des rapports en justice sur l'homicide et les blessures; considérations qui ont été méconnues de tous les auteurs qui ont écrit *ex professo* sur cette matière, et notamment Paré, Codronchius, Fortunatus Fidélis, Blegny, Gendry, Devaux, Belloc lui-même, etc.; et qui sont les seules qui puissent donner à la pratique de la médecine-légale une stabilité et une certitude dont jusqu'ici on ne l'avait pas crue capable.

§. III. L'homme devenu citoyen peut

contracter une maladie qui le mette dans l'impuissance physique d'occuper un emploi ou de servir la patrie. Cet homme peut encore devenir aliéné, et cet état le met également dans l'impuissance morale de remplir les conditions du contrat social. Ainsi : *L'homme devenant accidentellement dans l'impuissance physique ou morale de servir son pays ou d'obéir aux lois, est par cela même dans l'impossibilité absolue de remplir les conditions du contrat social.* Telle est l'étiologie de la troisième classe des maladies-légales.

Cette classe a deux ordres. Le premier ordre comprend toutes les maladies qui dispensent du service militaire, et qui sont désignées dans deux tableaux particuliers annexés à la loi du 28 nivôse an VII. Nous plaçons dans le deuxième ordre toutes les maladies mentales possibles, depuis le délire partiel jusqu'à l'aliénation la plus absolue. Le premier ordre a deux genres distingués par les maladies qui peuvent se rapporter aux lésions des fonctions nutritives et des fonctions reproductives. Le deuxième ordre n'a qu'un genre, parce qu'ils n'embrasse nécessairement que les maladies dépendantes des lésions des fonctions intellectuelles.

SECONDE SECTION.

§. I. Lorsque les hommes eurent achevé de rédiger le contrat social, et qu'ils étaient heureux, ils furent bien aises de voir perpétuer leur ouvrage et de ne pas mourir tout entiers. Ces hommes voulurent jouir d'un bonheur complet, et ils le trouvèrent dans l'association douce d'un être qui les fait revivre. Ils s'assemblèrent donc une seconde fois pour régler d'une manière solennelle les conditions d'un second contrat. Or, d'après cette idée, quiconque viole les fondemens du contrat de mariage est aussi criminel, est aussi coupable que celui qui viole méchamment les conditions du contrat social. Un homme apprend que la virginité est un bien plus précieux pour la femme que sa vie propre, il doit donc chercher à lui ravir l'honneur plutôt que la vie. Pour y parvenir il emploie la ruse ou la violence, et il en résulte la séduction et le viol. Cet outrage barbare peut avoir son effet, la fille peut devenir enceinte; dans cet état, elle ne voit que son opprobre et celui de son fils; son imagination s'exalte, le désespoir l'égare, et dans son délire elle se tue comme Lucrèce, ou donne la mort à son enfant; ou si le cri de la nature arrête sa main désespérée, cette mère tendre soustrait son fils aux regards du public, pour n'avoir pas à dévorer au moins le poison lent de l'ignominie. Si la femme violée est l'épouse d'un citoyen, l'adultère peut avoir son effet, et cela donne lieu au part illégitime. Ainsi : *L'homme qui attente à l'honneur du sexe, détruit évidemment les fondemens du contrat de mariage.* Telle est l'étiologie des maladies-légales de cette première classe, la quatrième du code social.

Cette classe a deux ordres, selon que le coupable effectue son crime sur une fille ou sur une femme. Le premier ordre a deux genres, qui sont distingués par le caractère même du délit, la séduction (1) et le viol. Les effets qui en résultent, tels que le suicide, l'avortement, le féticide, l'infanticide et la suppression de part, forment les espèces. Le deuxième ordre n'a qu'un genre, parce que le mariage donnant à la femme une expérience que n'a point une fille, on doit en conclure qu'un homme mal-intentionné ne peut guère user que de violence pour jouir d'une femme contre sa volonté; mais les effets ici pouvant être les mêmes que pour une fille, les espèces sont d'abord les mêmes, et il y a de plus le part illégitime.

§. II. Toute femme peut s'appercevoir

---

(1) La séduction est ici synonyme d'attentat de crime de viol, soit par breuvage ou autrement. Or la loi reconnaît cette différence, et cela m'autorise à la reconnaître à mon tour.

du rang qu'elle occupe dans la société, et violer à son tour les fondemens du contrat de mariage. Celle-là les viole sur-tout, qui oubliant la sainteté du lien conjugal et qui s'oubliant elle-même, apporte dans la maison de son mari des enfans dont il n'est point le père. Une fille peut être enceinte, et oser se marier avec un citoyen qui ignore son crime. Dans ces deux exemples, il n'y a qu'une *naissance précoce* qui puisse faire soupçonner l'illégitimité de l'enfant. 2°. Une femme viole les fondemens du contrat de mariage lorsque, devenue veuve, elle prend les moyens de se rendre enceinte, soit pour conserver les biens de son mari, soit pour frustrer des parens d'un héritage quelconque. Dans cet exemple, il n'y a qu'une *naissance tardive* qui puisse donner l'éveil aux héritiers pour traduire cette femme en justice. 3°. Une veuve peut avoir été stérile ou avoir passé l'âge de devenir féconde, dans cette extrémité elle n'a d'autres ressources que de simuler d'être mère et de se procurer un enfant. Enfin, on voit encore des femmes simuler d'être enceintes, afin d'arrêter quelquefois l'exécution d'une peine capitale, ou pour la faire commuer. Telles sont les bases qui forment l'étiologie des maladies-légales de la deuxième classe du contrat de mariage, la cinquième du code social.

Cette classe a quatre ordres qui comprennent successivement les naissances précoces, les naissances tardives, la supposition de part et la grossesse simulée.

§. III. Quand un homme est marié, il peut n'avoir pas les conditions nécessaires pour consommer le mariage, ni créer des enfans. La femme peut être dans le même cas; elle peut encore n'être pas conformée de manière à pouvoir accoucher par les voies naturelles, et dès-lors ces deux individus sont, par le fait, dans l'impuissance physique de remplir les conditions du contrat de mariage (1). Telle est l'étio-

---

(1) *Consensus enim qui nuptias facit, tacite debet*

logie de cette troisième classe des maladies-légales, la sixième du code social.

Cette classe a quatre ordres, qui sont les hermaphrodites, l'impuissance, l'infécondité et la difformité extrême du bassin chez la femme. Nous y ajouterions encore l'imperfection du vagin, si ce vice n'était pas remédiable, et s'il ne rentrait point d'ailleurs dans le troisième ordre de cette classe dont il forme naturellement un genre.

TROISIÈME SECTION.

Il est donc vrai le but du mariage est d'avoir des enfans, les citoyens ne se marient que pour cela. Assimiler le mariage à un contrat de vente, comme l'a fait depuis peu un jurisconsulte, c'est n'embrasser qu'un anneau de la chaîne politique. Les hommes doivent donc s'as-

---

continere votum prolis ; quia præcipuus matrimonii finis est liberorum procreatio. Liv. I, tit. X, des Institutes de Justinien, édition de Ferrière.

sembler encore une troisième fois pour déterminer entr'eux ce qu'ils feront de leurs enfans, l'éducation qu'ils leur donneront, l'âge auquel ils les feront citoyens et voudront que ceux-ci leur succèdent. Tout cela suppose que ces enfans naîtront sains et robustes, et qu'ils seront tous organisés comme leurs père et mère; mais parmi ces enfans, les uns naissent faibles, les autres estropiés; ceux-ci paraissent privés des facultés intellectuelles, comme les crétins; ceux-là sont des monstres, et ne ressemblent à rien; de tels enfans sont, par le fait, dans l'impuissance physique et morale de remplir les conditions de ce troisième contrat; en un mot, ils ne sont pas hommes. Telle est l'étiologie de cette classe des maladies-légales provenant du contrat relatif aux enfans, la septième du code social.

Cette classe a quatre ordres. Les enfans monstrueux occupent le premier ordre; les idiots sont dans le deuxième, les estropiés dans le troisième, et les faibles sont dans le quatrième. On sait qu'à Sparte on mettait en question, d'après une loi de Lycurgue, si tel enfant qui naissait infirme, devait être compté au nombre des vivans.

QUATRIÈME SECTION.

Après avoir considéré d'une manière générale l'état de civilisation, et avoir distingué d'une manière tranchante, mais philosophique, les divers contrats de la société, il me reste à déterminer une classe de maladies-légales qui n'a son étiologie ni dans la violation d'aucun contrat particulier du code social, ni dans l'impuissance physique ou morale d'en remplir les conditions. Elle la tire de la *destruction* seule du code social. Cette destruction est absolue ou n'est que relative; j'appelle destruction absolue du code social, lorsque la constitution d'un pays est changée sans la volonté générale des citoyens ou le consentement de tous; j'appelle destruction relative, lorsqu'un homme est enlevé à sa patrie par une mort accidentelle, comme l'apoplexie, ou par une mort naturelle ou senile; dans ce cas, le code social reste le même, et sa destruction n'est que relative en effet à l'individu qui périt. Au reste, j'attache fort peu d'importance à des mots, je ne m'en sers que pour classer mes idées.

Ajoutons un exemple. Un homme après avoir été bon citoyen, bon époux, bon père, bon ami, voit que la constitution de son pays est violée, que la patrie est vendue, qu'elle passe sous la domination d'un maître; nouveau Caton, il ouvre ses entrailles et se donne la mort. Voilà un cas qui appartient exclusivement à cette classe de maladies-légales dont il est ici question. Mais si l'espèce de suicide dont je parle n'entraîne après elle aucune peine afflictive (1); si l'on a pensé en France qu'un homme pouvait renoncer à des conventions qui ne sont plus les siennes, nous

(1) *Voyez* décret de la Convention nationale du 22 janvier 1790.

en tirons cette conséquence, que ce suicide n'appartient pas plus à la médecine-légale que la mort spontanée, ni que la mort naturelle ou senile. Ce cas doit être regardé tout au plus comme servant de passage entre la médecine-légale et la médecine hygiénique à laquelle il appartient aussi rigoureusement que tout ce qu'on a désigné jusqu'à ce jour sous le nom impropre de police-médicale (1). Je développerai cette idée dans mon système politique sur les moyens de perfectionner la médecine en France (2).

Mais comme la société est intéressée à s'assurer positivement si tel individu s'est tué lui-même ou s'il n'a point été homicidé ; comme elle a besoin de savoir encore

---

(1) Le nom de police médicale est impropre dans ce sens seulement, que les objets dont on parle dans le droit politique sont regardés par les auteurs comme appartenant à la médecine-légale. Je crois, ce me semble, avoir prouvé le contraire.

(2) *Voyez* l'esquisse que j'en ai lue à la séance publique de la Société de Médecine-pratique de Montpellier, le 15 floréal an XI.

si tel autre est mort d'une mort naturelle ou d'une mort violente, et que cela donne lieu à des rapports en justice; tous ces motifs nous ont déterminé à laisser subsister ces exemples dans notre nosologie-légale, en les rapportant toutefois dans une classe à part.

Cette classe a nécessairement deux ordres. Le premier ordre a son étiologie dans la destruction absolue du code social, et la destruction relative de ce code forme l'étiologie du deuxième ordre. Ce dernier a deux genres qui sont fondés sur la mort accidentelle ou la mort naturelle de l'homme.

Tel est le résultat d'un travail auquel m'a conduit naturellement la manière d'envisager l'étiologie politique de tous les cas de médecine-légale. Je vais les réunir dans un tableau qui en présentera à l'œil l'ordre nosologique. Ce tableau sera critiqué sans doute par ceux qui donnent à ce genre d'ouvrage l'épithète de *manie*. Mais si le 19ᵉ siècle, a dit le citoyen Dumas, dans son ouvrage de Physiologie, est le siècle des méthodes, peut-on trouver rien de plus méthodique qu'un tableau qui présente dans un cadre précis tous les objets qui appartiennent à une science, et qui la fixent essentiellement? Cette vérité, émanée d'un savant professeur de l'école de Montpellier, a été pour nous un grand motif d'encouragement; et je me féliciterais toute ma vie, si je pouvais en justifier le principe, tant je conçois qu'un tableau bien fait est le complément de l'analyse et le chef-d'œuvre de l'esprit humain.

TABLEAU SYNOPTIQUE

D'UNE NOSOLOGIE-LÉGALE FONDÉE SUR LE CODE SOCIAL.

Tout comme le Code politique, ou Droit des gens, renferme plusieurs subdivisions, de même aussi le Code social, à son tour, se compose de plusieurs contrats particuliers; et c'est de l'analyse de ces contrats que je déduis les fondemens d'une Nosologie-légale. (Page 11, *Discours Préliminaire.*)

CODE SOCIAL.

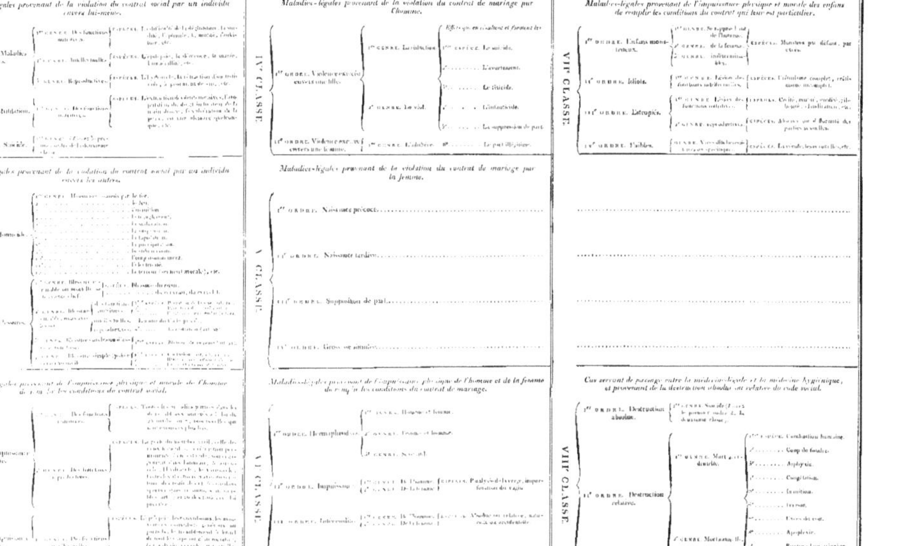

CONTRAT SOCIAL.

Maladies-légales provenant de la violation du contrat social par un individu envers lui-même.

Ire CLASSE.
- Ier ORDRE. Maladies simulées.
  - 3e GENRE. Reproductives.
- IIe ORDRE. Mutilation.
- IIIe ORDRE. Suicide.

Maladies-légales provenant de la violation du contrat social par un individu envers les autres.

IIe CLASSE.
- Ier ORDRE. Homicide.
  - … la terreur (sentiment moral), etc.
- IIe ORDRE. Blessures.

Maladies-légales provenant de l'impuissance physique et morale de l'homme de remplir les conditions du contrat social.

IIIe CLASSE.
- Ier ORDRE. Impuissance physique.
- IIe ORDRE. Impuissance morale.

CONTRAT DE MARIAGE.

Maladies-légales provenant de la violation du contrat de mariage par l'homme.

IVe CLASSE.
- Ier ORDRE. Violence exercée envers une fille.
  - 1er GENRE. La séduction.
  - 2e GENRE. Le viol.
  - *Effets qui en résultent et forment les* 1re ESPÈCE. Le suicide. — 2e … L'avortement. — 3e … Le féticide. — 4e … L'infanticide. — 5e … La suppression de part.
- IIe ORDRE. Violence exercée envers une femme.
  - 1er GENRE. L'adultère. — 6e … Le part illégitime.

Maladies-légales provenant de la violation du contrat de mariage par la femme.

Ve CLASSE.
- Ier ORDRE. Naissance précoce.
- IIe ORDRE. Naissance tardive.
- IIIe ORDRE. Supposition de part.
- IVe ORDRE. Grossesse simulée.

Maladies-légales provenant de l'impuissance physique de l'homme et de la femme de remplir les conditions du contrat de mariage.

VIe CLASSE.
- Ier ORDRE. Hermaphrodites.
  - 1er GENRE. Homme et femme.
  - 2e GENRE. Femme et homme.
  - 3e GENRE. Neutre.
- IIe ORDRE. Impuissance.
  - 1er GENRE. De l'homme.
  - 2e GENRE. De la femme.
  - ESPÈCES. Paralysie de la verge, imperforation du vagin.
- IIIe ORDRE. Infécondité.
  - 1er GENRE. De l'homme.
  - 2e GENRE. De la femme.
- IVe ORDRE. Basse viduité.

CONTRAT DES ENFANS.

Maladies-légales provenant de l'impuissance physique et morale des enfans de remplir les conditions du contrat qui leur est particulier.

VIIe CLASSE.
- Ier ORDRE. Enfans monstrueux.
  - 2e GENRE. … de la femme.
  - ESPÈCES. Monstres par défaut, par excès.
- IIe ORDRE. Idiots.
- IIIe ORDRE. Estropiés.
- IVe ORDRE. Faibles.

Cas servant de passage entre la médecine-légale et la médecine hygiénique, et provenant de la destruction absolue ou relative du code social.

VIIIe CLASSE.
- Ier ORDRE. Destruction absolue.
  - 1er GENRE. Suicide (hors le premier ordre de la deuxième classe).
- IIe ORDRE. Destruction relative.
  - 1er GENRE. Mort accidentelle.
    - 1re ESPÈCE. Combustion humaine.
    - 2e … Coup de foudre.
    - 3e … Asphyxie.
    - 4e … Congélation.
    - 5e … Inanition.
    - 6e … Ivresse.
    - 7e … Excès du coït.
    - 8e … Apoplexie.
    - 9e … Rupture d'anévrisme.
    - 10e … Affections morales, etc.
  - 2e GENRE. Mort subite.

www.ingramcontent.com/pod-product-compliance
Ingram Content Group UK Ltd.
Pitfield, Milton Keynes, MK11 3LW, UK
UKHW021952260726
13994UKWH00004B/1696

9 782329 420516